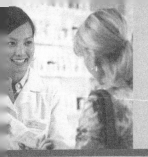

用药咨询标准化手册丛书

总主编　封国生　于鲁明

儿童哮喘用药咨询
标准化手册

北京市医院管理局　组织编写

主　审　倪　鑫　向　莉　张晓乐

主　编　王晓玲

副主编　魏京海　胡利华

编　委（以姓氏笔画为序）

王小川　王晓玲　成晓玲　刘小会

关玮伟　李　英　孟　瑶　赵一鸣

胡利华　董　玲　傅征然　魏京海

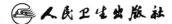

人民卫生出版社

图书在版编目（CIP）数据

儿童哮喘用药咨询标准化手册/王晓玲主编. —北京：
人民卫生出版社，2016
（用药咨询标准化手册丛书）
ISBN 978-7-117-22429-1

Ⅰ. ①儿…　Ⅱ. ①王…　Ⅲ. ①小儿疾病-哮喘-用药
法-咨询-手册　Ⅳ. ①R725.605-65

中国版本图书馆CIP数据核字（2016）第076750号

人卫社官网　**www.pmph.com**		出版物查询，在线购书
人卫医学网　**www.ipmph.com**		医学考试辅导，医学数
		据库服务，医学教育资
		源，大众健康资讯

用药咨询标准化手册丛书
儿童哮喘用药咨询标准化手册

组织编写：北京市医院管理局
主　　编：王晓玲
出版发行：人民卫生出版社（中继线 010-59780011）
地　　址：北京市朝阳区潘家园南里 19 号
邮　　编：100021
E - mail：pmph @ pmph.com
购书热线：010-59787592　010-59787584　010-65264830
印　　刷：北京教图印刷有限公司
经　　销：新华书店
开　　本：787×1092　1/32　　印张：3
字　　数：46 千字
版　　次：2016 年 5 月第 1 版　2018 年 8 月第 1 版第 2 次印刷
标准书号：ISBN 978-7-117-22429-1/R·22430
定　　价：10.00 元

打击盗版举报电话：010-59787491　E-mail: WQ @ pmph.com
（凡属印装质量问题请与本社市场营销中心联系退换）

丛书编委会

序一

药学服务是临床服务团队的重要组成部分,用药咨询又是药学服务常规的核心任务之一。随着医改的深入,药师的工作重点正从传统的"以药品保障为中心"向"以药学服务为中心"转变,时代给药师的用药咨询工作提出了更高的要求和更好的发展机遇。

用药咨询工作不是孤立的,需要完整的配套体系的建设。首先是政府的引导和学术机构的支持,才能集合行政和专业资源启动和持续发展。北京市医院管理局以管理创新的理念,在2014年率先在国内提出医院用药咨询中心建设工作方案,开启了用药咨询工作规范化管理的新阶段,将记入中国医院药学服务的史册。

用药咨询工作需要的技术支撑包括权威数据库,工具书,案头参考书,专家团队及稳定的工作平台等部分。本书内容选自北京市属22家医院临床用药咨询的实际案例,经过对咨询问题的梳理和定向文献检索及评估后,给出标准化的有根有据的答案。咨询问题涵盖各科临床用药,内容丰富,解答简明,形式新颖,方便实用,可作为药师咨询的标配案头参考书。此外读者不仅知道了用药咨询的答案,也学习到处理类似用药咨询的路径和方法。

医药科学进步和人类健康需求是永恒的,用药咨询要与之保持同步发展,希望本书能持续进步,成为用药咨询的经典之作。

感谢北京市医院管理局和编写团队对我国药学服务的贡献。

李大魁

2016年1月

序二

随着我国医药卫生事业的发展,医院药师除了完成基本的药品供应保障任务外,在提升百姓药学服务质量、促进临床合理用药、保障患者用药安全等方面也发挥了越来越重要的作用。用药咨询工作集中体现了药师的专业服务能力。在2014年,北京市医院管理局提出了市属医院用药咨询中心建设工作方案,明确了中心的工作目标、工作安排、保障措施、实施步骤等。2014年3月,市属医院用药咨询中心建设现场会在北京安贞医院召开,第一批用药咨询中心正式挂牌。之后,全市所有市属医院均建立了用药咨询中心,并通过了市医管局组织的验收,至今已顺利运行2年。

各家市属医院高水平的用药咨询服务,使得临床用药更加合理、患者药品使用更加规范,降低了因药物使用不当造成的安全隐患,节约了患者药品花费,成为医院药学服务的新亮点。在获得社会普遍称赞的同时,咨询药师在一线工作过程也积累了大量咨询服务经验及常用药品的典型咨询问题。为了能够更好地汇总各家医院经验,形成一整套可以推广的咨询服务标准体系,北京市医院管理局委托首都医科大学附属北京安贞医院组织所有市属医院,针对各自优势学科开展咨询服务标准化的研究,最终形成了本套手册丛书。

本丛书编写人员在编写过程中,归纳了临床用药咨询中常用药品及典型咨询问题,编写人员运用科学方法开展文献调研,并结合自身工作经验总结了标准解答,再加上资深临床医学与药学专家充分审阅与把关,力争能够形成一套可以指导一线咨询药师从事用药咨询工作的操作手册,从而提升药学服务能力。

全套丛书按照常见系统疾病分成若干分册,每册以典型咨询问题为主线,涵盖了该病种常用的药品使用中易出现的问题,总结了所列问题的标准解答和参考资料,旨在指导一线工作的咨询药师、临床药师及调剂药师,使其能够具备基本的解答能力与技巧。

由于编者水平有限及时间仓促,难免有所遗漏甚至错误,望各位读者朋友能够多多反馈指正,并提出宝贵意见。

丛书编委会

2016年1月

前言

　　随着我国社会经济的发展和公众生活水平的提高，人们在追求丰富物质生活的同时，对合理和安全用药的关注也越来越高，特别是对儿童用药的指导有了更高的要求。哮喘是儿童常见的一种呼吸道慢性疾病，治疗哮喘的药物类别与品种多、装置复杂、使用疗程长，为了能够更好地提供专业性强、标准化、规范化的儿童用药咨询服务指导，满足咨询药师的实际需要，是我们编写此书的目的。

　　本书为《用药咨询标准化手册丛书》分册之一，按照丛书编写的总体思路与要求，在此书编写过程中，我们首先归纳整理了近几年来在实际用药咨询服务工作中经常出现的儿童哮喘用药问题，力求每一个咨询问题能够解决某一方面的知识要点；之后，按照特殊剂型使用方法、不良反应、联合用药、适应证、健康教育、用药疗程、用法用量等问题类型分别进行了梳理；最后，结合国内外最新指南、专家共识、相关文献以及各类哮喘治疗药物的说明书，逐一对每一问题进行标准化的解答并编辑成册。

　　本书编者均来自首都医科大学附属北京儿童医院,在儿童用药特别是哮喘治疗药物的用药咨询与指导方面有许多创新性工作及较为丰富的经验。我们在编写过程中,紧密围绕咨询常见问题,以案例的形式体现涉及的知识点、知识链接、问题解答及资料来源,希望能够在一定程度上规范儿童哮喘用药问题的解答,为从事用药咨询工作的药师、医师朋友和有相关知识需求的患者提供专业的帮助,最终提升整体咨询及服务水平,更好地服务于患儿。

　　由于时间仓促、编者水平有限,且国内外缺乏儿童用药咨询指导领域的权威参考资料,此书难免有遗漏甚至错误之处,还希望读者朋友反馈指正,便于我们再版时补充和修改。

编　者

2016年2月

目录

一、特殊剂型使用方法问题

咨询问题1 哮喘患儿,现诊断还患有变应性鼻炎,医生开了莫米松鼻喷雾剂,家长咨询应怎么使用?

知识类型 特殊剂型使用方法

知识链接 糠酸莫米松鼻喷雾剂适用于预防和治疗成人、青少年和3~11岁儿童季节性或常年性鼻炎。其起效迅速,显著改善各种鼻部症状以及眼部症状,且是无味剂型,对鼻黏膜刺激更小,患者依从性良好。

在2008及2010年的"变应性鼻炎及其对哮喘的影响"(*Allergic Rhinitis and its Impact on Asthma*, ARIA)指南中均被强烈推荐。

问题解答 先揿喷雾器6~7次作为启动,直至看到均匀的喷雾,然后鼻腔给药,具体步骤为:

1)擤出鼻涕,可以再用生理性海盐水清洁鼻腔。

2)轻轻地晃动瓶子使药液充分混匀,拔掉瓶盖。

3)用右手拇指托在瓶底,示指和中指分别放在喷头的两侧,夹住喷头。

4）保持自然头位(不必抬头),用右手将鼻喷剂的喷头放进左侧鼻孔,喷头方向朝向自己左侧的眼睛,即朝向左侧鼻腔的外侧,保持瓶子基本竖直,不要过度倾斜。由于鼻腔的内侧是鼻中隔,所以不要将喷头朝向鼻腔的内侧,以避免喷在鼻中隔上。

5）轻轻地用鼻吸气,同时用右手指揿压小瓶,喷出1喷药液;可以按医嘱再喷1次。

6）将鼻喷剂换至左手,用左手将鼻喷剂的喷头放进右侧鼻孔,喷头方向朝向自己右侧的眼睛,即朝向右侧鼻腔的外侧。

7）轻轻地用鼻吸气,同时用左手指揿压小瓶,喷出1喷药液。

8）用纸巾擦干喷头,盖上瓶盖。

9）喷完药液后,15分钟内尽量不要擤鼻涕。

如果喷雾器停用14日或14日以上,则在下一次应用时应重新启动。

------------ 资料来源 ------------

[1] Bousquet J, Khaltaev N, Cruz AA, et al. Allergic Rhinitis and its Impact on Asthma (ARIA) 2008 update(in collaboration with the World Health Organization, GA(2)LEN and AllerGen)[J]. Allergy, 2008, 63(Suppl 86): 8-160.

[2] BrozekJL，Bousquet J，Baena-Cagnani CE，et al. Allergic Rhinitis and its Impact on Asthma（ARIA）guidelines: 2010 revision[J]. J Allergy Clin Immunol，2010，126（3）: 466-476.

[3] 糠酸莫米松鼻喷雾剂说明书，生产企业: MSD Belgium BVBA/SPRL，商品名: 内舒拿，修改日期: 2014年2月10日.

咨询问题2 患儿14岁，患有轻度哮喘，轻度间歇发作，医生开了沙丁胺醇气雾剂，按需使用，每次1吸，家长咨询该药应该怎么吸？

知识类型 特殊剂型使用方法

知识链接 定量吸入器是利用操作过程中液化药物在突然减压瞬间雾化而将药物切割成微粒并分散在空气中，由患者吸入呼吸道和肺内。由药物、推进剂、表面活性物质或润滑剂3种成分组成，密封的贮药罐内盛有药物和助推剂，药物溶解或悬浮于液态的助推剂内，药液通过一个定量阀门可与定量室相通再经喷管喷出，距喷口10cm处微粒直径1.4~4.3μm。每次手压驱动，计量活瓣供应25~100μl溶液，由于其初始速度快，上呼吸道惯性沉积多，而沉积在下呼吸道仅10%左右。年幼的儿童患者较难完成吸气和喷药动作的协调，因此不适用于7岁以下患儿。若使用的是吸入型糖皮质激素，为避免口腔局部的不良反应,用后应用清水漱咽部然后吐出漱口水。

问题解答 气雾剂使用具体步骤为:

1)开启新的(或超过1周未被使用)药物(气雾剂),摘下外盖,摇匀药物后向空中试喷2次,直至有气雾喷出再开始使用。

2)每次使用前,须移开喷口的外盖,令喷口在下方用力摇匀气雾剂。

3)彻底地呼气,直至不再有气体可以从肺内呼出。

4)将喷口放在口内,并合上嘴唇含着喷口,在缓慢吸气同时按下药罐将药物释出,并继续深而慢吸气(即吸揿应保持同步)。

5)屏气10秒钟或更久。

6)然后才缓慢呼气。

7)若治疗需要多吸一剂,应间隔至少1分钟,再重做第2、3、4、5、6步骤。

8)若患儿难以掌握气雾剂的正确使用方法,可配合储雾罐,来辅助气雾剂的使用。

------ 资料来源 ------

[1] 贺孝良,李昌崇. 哮喘吸入治疗装置新进展[J]. 实用儿科临床杂志,2007,22(4):309-311.

[2] 硫酸沙丁胺醇气雾剂说明书,生产企业:Glaxo Wellome Production,商品名:万托林.

咨询问题3 患儿4岁,患有哮喘,医生开了丙酸氟替卡松气雾剂,每天2次、每次1吸,家长咨询该药应该怎么吸?

知识类型 特殊剂型使用方法

知识链接 定量吸入器是利用操作过程中液化气体在突然减压瞬间急剧雾化而将药物切割成微粒并分散在空气中,由患者吸入呼吸道和肺内。用药中要求吸气和喷药动作的协调,因此不适用于7岁以下患儿。对于年幼的患儿应同时配合储雾罐,来辅助气雾剂的使用:即先将药物喷入储雾罐,然后通过患者反复多次吸气,将药物吸入肺内。储雾罐的缓冲,可防止喷雾散失而提高吸入药量和治疗效果,使吸入肺部的药液量增加到33%,且明显减少了口咽部药物的沉积量,提高了用药安全度。气雾剂配合储雾罐可适用于各年龄段患儿。若使用的是吸入型糖皮质激素,为避免口腔局部的不良反应,用后应用清水漱咽部然后吐出漱口水。

问题解答 气雾剂配合储雾罐使用具体步骤为:

1)开启新的(或超过1周未被使用)药物(气雾剂),摘下外盖,摇匀药物后向空中试喷2次,直至有气雾喷出再开始使用。

2)每次使用前,需移开喷口的外盖,令喷

口在下方用力摇匀气雾剂。

3）气雾剂喷口插入与储雾罐对接的一侧（注：面罩上部即罩住鼻部方向应与气雾剂瓶底方向一致插入）。

4）面罩要罩住口鼻周围并紧贴皮肤。

5）鼓励患儿慢慢地吸气和呼气，一旦呼吸调整好了，可看到口器后方的单向活动瓣膜随呼吸运动交替开启和闭合，用另一只手按压气雾剂的罐顶来释放药物，再让患儿持续平静呼吸30~60秒，同时保持储雾装置的位置不变。

6）若治疗需要多吸一剂，应间隔至少1分钟，再重做第2、3、4、5、6步骤。

7）用后取下气雾剂及储雾罐，盖好气雾剂喷口外盖。

8）本药为吸入型激素类药物，必须用清水漱咽部然后吐出漱口水，反复2~3次。

-------------------------------- 资料来源 --------------------------------

[1] 贺孝良，李昌崇. 哮喘吸入治疗装置新进展[J]. 实用儿科临床杂志，2007，22（4）：309-311.

[2] 筒式吸舒说明书，生产企业：北京吉纳高新医疗器械有限公司，商品名：吉纳。

咨询问题4 患儿3岁,患有哮喘,一直使用丙酸氟替卡松气雾剂和储雾罐治疗,家长咨询储雾罐能一直用吗？平时需要注意什么？

知识类型 **特殊剂型使用方法**

问题解答 储雾罐使用中须注意以下几点:

1)储雾罐须每半年更换一次。

2)定期更换储雾罐的瓣膜(每3个月1次),更换时瓣膜有刻痕的一面朝向罐体,光滑一面朝向面罩。

3)每周定期清洗储雾罐,用清水冲洗后风干,切忌用洗涤剂或使用刷子、毛巾、手、干纸巾等擦拭储雾罐内层面。

------ 资料来源 ------

[1] 筒式吸舒说明书,生产企业:北京吉纳高新医疗器械有限公司,商品名:吉纳。

咨询问题5 哮喘患儿就诊,医生开了沙美特罗替卡松吸入剂,每天2次、每次1吸,家长咨询怎么吸？

知识类型 **特殊剂型使用方法**

问题解答 沙美特罗替卡松吸入剂装置使用时,需要按如下五个步骤进行:

1)打开:用一手握住外壳,另一手的大

拇指放在拇指柄上。向外推开拇指直至完全打开。

2）推开：握住装置使得吸嘴对着自己。向外推滑动杆，直至发出"咔哒"声。表示装置已作好吸药的准备。每次当滑动杆向后滑动时，使一个剂量药物备好以供吸入。在剂量指示窗口有相应显示。不要随意拨动滑动杆以免造成药物的浪费。

3）吸入：握住装置并使之远离嘴。在保证平稳呼吸的前提下，尽量呼气。切记不要将气呼入装置中。将吸嘴放入口中，深深地平稳地吸入药物，切勿从鼻吸入。将装置从口中拿出，继续屏气约10秒钟，在没有不适的情况下尽量屏住呼吸。缓慢恢复呼气。

4）关闭：将拇指放在拇指柄上，尽量地向后拉。当关上装置时，发出咔哒声表明关闭。滑动杆自动返回原有位置，并复位。装置又可用于下一吸药物的使用。

5）漱口：吸入药物后，必须用水漱口。

-------------------- 资料来源 --------------------

[1] 沙美特罗替卡松粉吸入剂说明书，生产企业：Glaxo Operations UK Limited，商品名：舒利迭，修改日期：2009年6月8日.

咨询问题6 哮喘患儿就诊,医生开了沙美特罗替卡松粉吸入剂,家长咨询怎么看还剩多少药?

知识类型 特殊剂型使用方法

问题解答 沙美特罗替卡松装置上部的剂量指示窗口显示剩余药量。数目为5至0时将显示为红色,警告剩余剂量已不多。

------- 资料来源 -------

[1] 沙美特罗替卡松粉吸入剂说明书,生产企业: Glaxo Operations UK Limited,商品名:舒利迭,修改日期: 2009年6月8日.

咨询问题7 哮喘患儿就诊,医生开了布地奈德福莫特罗粉吸入剂,家长咨询应怎么使用?

知识类型 特殊剂型使用方法

问题解答 在首次使用本品前,需要对装置进行初始化。初始化的操作步骤如下:

1)旋松并拔出瓶盖,确保红色旋柄在下方。

2)拿着都保,握住底部红色部分和都保中间部分,向某一方向转到底;再向其反方向旋转到底。在此过程中您会听到一次"咔哒"声。

3)重复步骤2一次。

完成初始化后,都保使用方法如下:

1）旋松并拔出瓶盖,确保红色旋柄在下方。

2）拿着都保,握住底部红色部分和都保中间部分,向某一方向转到底;再向其反方向旋转到底。在此过程中您会听到一次"咔哒"声。

3）呼气,不可对着吸嘴呼气。

4）轻轻地把吸嘴放在上下牙齿之间,双唇完全包住吸嘴,用力且深长地用嘴吸气。

5）将吸入器从嘴部移开,屏气约5秒钟,然后呼气。

6）若处方中需要给予多个剂量,重复步骤2~5。

7）旋紧盖子。

8）吸入药物后,必须用水漱口。

-------------------- 资料来源 --------------------

[1] 布地奈德福莫特罗粉吸入剂说明书,生产企业: AstraZeneca AB,商品名: 信必可都保,修改日期: 2011年8月3日.

咨询问题8 哮喘患儿就诊,医生开了妥洛特罗贴剂,家长咨询怎么用?

知识类型 特殊剂型使用方法

知识链接 妥洛特罗贴剂作用于支气管平滑肌的β受体,激活与β受体有紧密关系的腺苷酸环化酶。由此细胞内腺苷三磷酸(ATP)

转变为环腺苷酸(cAMP),显示出支气管扩张的作用,从而治疗哮喘。通常,一日1次,以妥洛特罗计算,儿童0.5~3岁以下为0.5mg,3~9岁以下为1mg,9岁以上为2mg,粘贴于胸部、背部或上臂部均可。

问题解答 妥洛特罗贴剂每天贴1次,每次贴1片,24小时更换下一贴,粘贴于胸部、背部或上臂部均可。

操作时需注意:

1)清洁粘贴部位皮肤,清洁后方可粘贴本品。

2)为避免刺激皮肤,最好每次变换粘贴部位。

3)本品可剥离,儿童使用时请贴在手够不到的部位。

4)请勿贴于创伤面。

──────── 资料来源 ────────

[1] 妥洛特罗贴剂说明书,生产企业:日本电工株式会社,商品名:阿米迪,修改日期:2007年4月3日.

咨询问题9 家长咨询,布地奈德福莫特罗粉吸入剂每天2次、每次1吸,已经用了快2个月了,怎么还有药?说明上写一支药只有60吸,

可摇晃药物还能听见响声,还有药吗?

知识类型 特殊剂型使用方法

知识链接 布地奈德福莫特罗粉吸入剂一支药有60吸,药物剩余的剂量可以从装置的计数指示窗看出,当指示窗出现红色时提示药物快要用完了。摇晃时发出的响声不是药粉,是装置里面的干燥剂。

问题解答 布地奈德福莫特罗粉吸入剂药物剩余的剂量可以从装置的计数指示窗看出,当指示窗出现红色时提示药物快要用完了。摇晃时发出的响声不是药粉,是装置里面的干燥剂。即使药物用完,摇晃装置依然会有声音。

-------- 资料来源 --------

[1] 布地奈德福莫特罗粉吸入剂说明书,生产企业: AstraZeneca AB,商品名:信必可都保,修改日期:2011年8月3日.

咨询问题10 患儿7岁,患有哮喘,医生开具布地奈德粉吸入剂,家长咨询吸药后为什么要漱口并吐出漱口水? 不是浪费药物吗?

知识类型 特殊剂型使用方法+不良反应

知识链接 哮喘是呼吸道慢性炎症性疾病,激素有强大的抗炎作用,吸入激素是哮喘控制治疗的首选用药。雾化吸入激素可以有效减轻气道炎症和气道高反应性,控制哮喘症状,改善生命质量,改善肺功能,减少哮喘发作,降低哮喘死亡率等。

糖皮质激素类药物长期全身(口服或静脉输液)大量使用可能引起消化系统并发症(消化道溃疡、消化道出血甚至穿孔等)、诱发或加重感染、医源性肾上腺皮质功能亢进、心血管系统并发症(高血压、动脉粥样硬化等)、糖尿病、骨质疏松、肌肉萎缩、伤口愈合迟缓及神经系统症状(癫痫发作)等。全身性用药易于引发不良反应,且剂量增加其不良反应的发生率也会增加。吸入给药常见不良反应为声嘶和口腔白色念珠菌感染。

皮质激素全身给药会损害儿童的正常生长,吸入性皮质激素对生长的影响小,最常用和最有效的用药途径是通过吸入型装置或雾化泵。吸入疗法具有起效快、疗效高、不良反应小(可避免或减少全身给药,如糖皮质激素可能产生的潜在的不良反应)、无创伤、无痛苦以及使用方便等优点。吸入疗法是目前哮喘治疗首选的给药方法。采用吸入疗法时,药物以气溶胶的形式输出,随呼吸气流进入体内。由于气溶胶具有巨大的接触面,有利于药物与气道表面黏膜上皮细胞接触而发挥药效。其中,直径1~5μm的药雾微粒最为适宜,>5μm的微粒绝大多数被截留在口咽部,最终经吞咽进入体内;而<0.5μm的微粒虽能达到下呼吸道,但在潮气呼吸时,90%药雾微粒又可随呼气而排出体外。

2011年《糖皮质激素雾化吸入疗法在儿科应用的专家共识》指出,虽然吸入性布地奈德的不良反应较少,但个别患儿使用不当可出现口腔白色念珠菌感染,而通过吸药后漱口并将漱口水吐出能够避免白色念珠菌感染的发生。

问题解答 吸入药物进入呼吸道发挥作用,存留在口腔的药物不能起效,还会增加局部副作用。所以使用布地奈德粉吸入剂吸入给药后,应用清水漱口,并将漱口水吐出,避免发生口腔真菌感染。

-------- 资料来源 --------

[1] 中华医学会儿科学分会呼吸学组,《中华儿科杂志》编辑委员会[J]. 儿童支气管哮喘诊断与防治指南. 中华儿科杂志,2008,46(10):745-753.

[2] 申昆玲,李云珠,李昌崇,等. 糖皮质激素雾化吸入疗法在儿科应用的专家共识[J]. 临床儿科杂志,2011,29(1):86-91.

咨询问题11 患儿2岁,患有哮喘,医生给予雾化治疗,家长咨询孩子哭闹时作雾化有效吗?

知识类型 特殊剂型使用方法+雾化吸入

知识链接 空气压缩泵雾化吸入是利用气体射流原理,将水滴撞击的微小雾滴悬浮于气体中,形成气雾剂而输入呼吸道。它使药物直达病灶,局部药物浓度高,用药量只需其他给药方式的十分之一,减少了药物的毒副作用,广泛应用于临床尤其在儿科。但小儿是一个特殊的群体,认知能力较低,不能主动配合治疗,常常哭闹不止,有些患儿害怕甚至拒绝雾化吸入治疗。有研究结果表明,安静组哮喘患儿治疗有效率高于哭闹组($P<0.05$)。因为小儿在安静时,呼吸均匀,呼吸频率快,每分通气量为3500~4000ml/m^2,能够有效吸入药物。而哭闹时呼气增加,吸气减少,膈肌上升,呼吸浅,不能充分通气换气,减少了药物的吸收和利用。

问题解答 孩子哭闹时作雾化减少了药物的吸收和利用,从而影响了哮喘的治疗和控制。所以雾化治疗中应尽量使患儿保持安静,年龄较小的患儿可采取分散注意力(如给其玩具等方式)避免剧烈哭闹,对于实在不合作的患儿,也不可一直强行雾化吸入,可在剧烈哭闹时稍作休息,在哭闹减轻时再继续雾化。

-------------------- 资料来源 --------------------

[1] 宣向荣,姜亚平. 婴幼儿哭闹对普米克加喘乐宁雾化吸入疗效的影响[J]. 当代医学,2009,15(10):143.

咨询问题12 布地奈德福莫特罗粉吸入剂每天1次、每次1吸,患儿家长咨询应该是餐前还是餐后吸?

知识类型 特殊剂型使用方法+用药途径

知识链接 采用吸入疗法时,药物以气溶胶的形式输出,随呼吸气流进入体内。药物气溶胶与气道表面黏膜上皮细胞接触而发挥药效。吸入性糖皮质激素(ICS)吸入人体后可以通过呼吸道和消化道两条途径进入血液循环。目前所用的绝大多数ICS进入肺部后几乎不被代谢亦不灭活,最终以原形进入血液循环,其中仅有25%左右可通过肝脏首过代谢灭活,而大部分则分布于全身组织。而在吸入时留存在口咽部的ICS,绝大多数经吞咽由消化道吸收进入血液循环,部分可通过肝脏首过代谢迅速灭活,不产生全身作用。

问题解答 吸入用药时,药物随呼吸气流进入体内,在气道局部发挥药效,因此食物对经口吸入布地奈德福莫特罗粉吸入剂是无影响的,餐前及餐后吸都可以。

-------------------------------- 资料来源 --------------------------------

[1] 申昆玲,李云珠,李昌崇,等.糖皮质激素雾化吸入疗法在儿科应用的专家共识[J].临床儿科杂志,2011,29(1):86-91.

二、不良反应问题

咨询问题13　患儿哮喘,已服用两年的布地奈德福莫特罗粉吸入剂,本次就诊后治疗方案调整为布地奈德100μg,一天1次,家长咨询这么长期用药,尤其是激素会影响孩子的生长发育(身高)吗?

知识类型　吸入性糖皮质激素+不良反应

知识链接　糖皮质激素类药物全身性用药易于引发不良反应,且剂量增加其不良反应的发生率也会增加。吸入性糖皮质激素是哮喘长期控制的首选药物,吸入给药常见不良反应为声嘶和口腔白色念珠菌感染。皮质激素全身给药会损害儿童的正常生长,而吸入性皮质激素对生长的影响小。一些研究发现,中等剂量的吸入性糖皮质激素对生长没有影响;也有研究发现大剂量吸入激素对生长参数有一些影响,但还不清楚是否会影响儿童的最终身高。一些对轻度到中度哮喘儿童的研究提示,治疗的第1年可能出现生长速度轻度减缓,但随后恢复正常,且对成年后的身高未产生不利影响。

问题解答　吸入激素是哮喘治疗的首选

药物,常见不良反应是口腔局部的不适。使用小剂量、中等剂量的皮质激素对孩子的身高影响很小,重度哮喘需要使用大剂量吸入激素或全身使用激素(如口服或静脉滴注),可能会影响孩子的生长。

------ 资料来源 ------

[1] S. C. 斯威曼. 马丁代尔药物大典(原著第37版)[M]. 第2版. 李大魁,金有豫,汤光,等译. 北京:化学工业出版社,2014.

咨询问题14 哮喘患儿一直使用布地奈德控制良好,因日间外出游玩,晚上回来开始哮喘,第二天早上哮喘加重,就诊后医生给予雾化治疗,还开了3日量的泼尼松片。家长咨询激素口服对孩子是不是副作用特别大?

知识类型 不良反应+全身激素

知识链接 哮喘急性发作时病情较重,吸入高剂量激素疗效不佳或近期有口服激素病史的患儿早期加用口服或静脉糖皮质激素可以防止病情恶化,减少住院,降低病死率。短期口服泼尼松1~7天,每天1~2mg/kg(总量不超过40mg),分2~3次。对严重哮喘发作应及早静脉给药,常用药物有甲泼尼龙1~2mg/kg,或琥珀酸氢化可的松5~10mg/kg,可每4~8小时使用

1次,一般短期应用,2~5天内停药。全身用糖皮质激素如连续使用10天以上者,不宜骤然停药,应减量维持,以免复发。短期使用糖皮质激素副作用较少。

问题解答 哮喘急性发作病情较重时,需要及时加用口服或静脉给予激素以防止病情恶化。病情控制后即停用口服激素,短期服用不会产生明显副作用。

-------------------- 资料来源 --------------------

[1] 中华医学会儿科学分会呼吸学组,《中华儿科杂志》编辑委员会. 儿童支气管哮喘诊断与防治指南[J]. 中华儿科杂志,2008,46(10):745-753.

咨询问题15 患儿6岁,患支气管哮喘,已服孟鲁司特钠6个月,医生还让继续服用,家长咨询孩子长期吃孟鲁司特钠,有什么副作用吗?

知识类型 不良反应+孟鲁司特钠

知识链接 根据对孟鲁司特在中国2002年上市以来CNKI、VIP数据库收载的不良反应文献进行统计分析,发现孟鲁司特药品不良反应的文献报道共18例次;年龄60岁以上发生率较高(7例,38.9%);多发生在用药1周以内(15

例,83.3%);累及的器官或系统较多,以神经紊乱为主(5例,27.8%),主要表现为行为及精神异常。

另有报道儿童患者服用孟鲁司特钠后出现的神经系统不良反应(PAE)以睡眠障碍尤其是噩梦较为多见,不良反应程度多较轻微,停药后恢复快。不同性别、年龄段和疾病间PAE发生率差异无统计学意义(均$P>0.05$)。对2010年1月至2013年11月在华中科技大学附属同济医院过敏反应科就诊并服用孟鲁司特钠的1481例门诊患儿进行随访,发现其中17例服药后出现PAE,发生率为1.15%。17例发生PAE患儿中睡眠障碍者9例(噩梦7例,失眠2例),行为异常5例(攻击性强4例,多动1例),焦虑2例,噩梦合并多动1例。不良反应呈轻度者14例,中度者3例。PAE发生在服药后1周内者15例,2周及3个月者各1例。17例患儿均在停用孟鲁司特钠后1周内恢复正常。

问题解答 孟鲁司特钠用于儿童支气管哮喘患儿不良反应发生率较低,程度较轻微,停药后可较快恢复。但使用过程中应注意观察,若用药期间出现不良反应,应及时向医生反映。

-------------------- 资料来源 --------------------

[1] 程军. 孟鲁司特致不良反应文献分析[J]. 中国新药杂志,2014,23(4):486-488.

[2] 李文静,黄南,祝戎飞. 孟鲁司特钠致儿童患者精神系统不良反应临床分析[J]. 药物不良反应杂志,2014,16(4):205-208.

咨询问题16 患儿10岁,哮喘规律治疗多年,但停药即复发,检查发现患儿对尘螨、花粉等过敏,医生建议进行脱敏治疗,家长咨询脱敏治疗的不良反应。

知识类型 不良反应+变应原特异性免疫治疗

知识链接 脱敏治疗又称为过敏原特异性免疫治疗。通过对过敏患者反复皮下注射过敏原提取液或者经持续舌下含服过敏原提取液的途径,最终达到降低对过敏原敏感反应的治疗手段。1998年世界卫生组织就指出:脱敏治疗是可能改变过敏性疾病病情发展的唯一治疗,在疾病过程的早期开始脱敏治疗可能改变其长期病程。免疫治疗仅对IgE介导的吸入性过敏性疾病有效。目前我国儿童变应性鼻炎和哮喘的特异性免疫治疗主要针对的过敏原为尘螨,治疗途径包括皮下注射和舌下含服,临床验证的疗效和安全性良好，通常治疗疗程3~5年，适应对象为变应性鼻炎和轻、中度尘螨过敏性哮喘。在免疫治疗过程中，主张同时进行基本的控制药物治疗。

脱敏治疗要特别注意可能出现的严重不良反应，包括急性全身变态反应（过敏性休克）和哮喘严重发作。皮下脱敏治疗主要危险是发生注射后严重致死性变态反应，其发生与患者的致敏状态、变应原剂量及变应原释放速度有关；未控制的哮喘是致死性变态反应最大风险。皮下注射特异性免疫治疗应在每次注射后严密观察至少30分钟，及时处理速发的局部或全身不良反应，并酌情调整注射剂量的方案。舌下含服脱敏治疗不良反应多表现为轻微的局部反应，主要引起的不良反应包括口腔瘙痒和肿胀、喉部瘙痒及轻度消化道反应，大多数不良反应发生于治疗起始阶段。

问题解答 目前脱敏治疗有皮下注射和舌下含服脱敏两种方式，通常疗程为3~5年，临床验证的疗效和安全性都较好。皮下脱敏治疗主要危险是发生注射后严重致死性变态反应，这会与患者的致敏状态、变应原剂量及变应原释放速度有关；通常未控制的哮喘是这种严重不良反应的最大风险。皮下注射特异性免疫治疗应在每次注射后严密观察至少30分钟，以及时处理速发的局部或全身不良反应,并酌情调整注射剂量的方案。舌下含服脱敏治疗不良反应多表现为轻微的局部反应,主要引起的不良反应包括口腔瘙痒和肿胀、喉部瘙痒及轻度消化道反应,大多数不良反应发生于治疗起始阶段。

------- 资料来源 -------

[1] 王静,向莉. 变应原特异性免疫治疗在儿童过敏性疾病中的研究进展[J]. 中国哮喘杂志,2012,6(5):1432-1437.

[2] 李孟荣. 变应性哮喘特异性免疫治疗进展[J]. 实用儿科临床杂志,2012,27(16):1226-1229.

三、联合用药问题

咨询问题17 患儿2岁,患有哮喘,本次合并感冒,有痰,医生让雾化,开具了布地奈德雾化液、沙丁胺醇雾化液、异丙托溴铵雾化液、吸入用乙酰半胱氨酸溶液、生理盐水,家长咨询这些药都合在一起用吗?

知识类型 雾化吸入+联合用药

知识链接 布地奈德混悬液为目前国内常用的雾化吸入剂型,可有效缓解哮喘症状,改善肺功能,减轻气道阻塞,控制气道炎症,降低急性发作次数和病死率;雾化吸入速效支气管舒张剂(SABA)是缓解支气管痉挛的最主要治疗措施之一,沙丁胺醇松弛气道平滑肌作用强,通常在5分钟内起效,疗效可维持4~6小时,是哮喘/喘息急性发作的首选药物;短效抗胆碱能药物(SAMA):常用药物如异丙托溴铵,其支气管舒张作用比β_2受体激动剂弱,起效也较慢,但持续时间更为长久,常作为辅助药物与β_2受体激动剂联合使用;黏液脓栓或黏稠分泌物是气道阻塞的常见原因,并可使肺功能损害加重,诱发感染,雾化吸入祛痰药物如乙酰半胱氨酸有利于痰液排出。

哮喘急性发作时,在雾化吸入支气管舒张剂的同时,可联合雾化吸入糖皮质激素治疗。有研究显示,与单纯吸入沙丁胺醇相比,同时吸入高剂量糖皮质激素具有更好的支气管舒张作用,可降低住院率,尤其是对哮喘重度急性发作患者。

各种药物在同一雾化器中配伍使用的相容性和稳定性数据,见表1。

问题解答 布地奈德雾化液、沙丁胺醇雾化液、异丙托溴铵雾化液联合应用缓解哮喘症状,可一起雾化;乙酰半胱氨酸溶液用来祛痰,可以和生理盐水一起雾化。

------------------- 资料来源 -------------------

[1] 洪建国,陈强,陈志敏,等. 儿童常见呼吸道疾病雾化吸入治疗专家共识[J]. 中国实用儿科杂志,2012,27(4):265-269.

[2] 赵一鸣,王晓玲,向莉. 门诊患儿呼吸道疾病雾化吸入疗法应用现状调查[J]. 中国实用儿科杂志,2013,28(11):854-857.

咨询问题18 哮喘患儿就诊,医生开了沙丁胺醇气雾剂和布地奈德粉吸入剂,家长咨询这两种药先吸后吸有要求吗?

知识类型 联合用药+用药顺序+药理作用

表1 常用雾化吸入药物配伍

	沙丁胺醇	异丙托溴铵	布地奈德	盐酸氨溴索	α糜蛋白	3%高渗盐水	乙酰半胱氨酸
沙丁胺醇		C	C	NI	NI	NI	C
异丙托溴铵	C		C	NI	NI	NI	C
布地奈德	C	C		NI	NI	NI	C
盐酸氨溴索	NI	NI	NI		NI	NI	NI
α糜蛋白	NI	NI	NI	NI		NI	NI
3%高渗盐水	NI	NI	NI	NI	NI		NI
乙酰半胱氨酸	C	C	C	NI	NI	NI	

注：①异丙托溴铵和沙丁胺醇用于雾化吸入的复方溶液，不要与其他药品混合雾化；②盐酸氨溴索（勃林格殷格翰）其说明书未推荐雾化吸入使用，但临床上常用，目前尚无配伍的药学研究以及明确的疗效证据；③字母C表示临床研究中有证据证实其配伍的稳定性和相容性，但也应尽量即刻使用；字母NI表示没有足够的证据评价相容性，应避免此种配伍。

27

知识链接 沙丁胺醇主要通过兴奋气道平滑肌和肥大细胞表面的 β_2 受体,舒张气道平滑肌,减少肥大细胞和嗜碱性粒细胞脱颗粒,阻止炎症介质释放,降低微血管通透性,增加上皮细胞纤毛功能,缓解喘息症状;用于快速解除支气管痉挛,按需使用,属于哮喘治疗中的缓解药物。包括布地奈德在内的糖皮质激素通过抗炎作用达到控制哮喘的目的,需要每日用药并长期使用,属于哮喘治疗中的控制药物。

问题解答 沙丁胺醇气雾剂和布地奈德粉吸入剂同时使用时应先使用沙丁胺醇气雾剂舒张支气管,然后再使用布地奈德粉吸入剂消除气道炎症,这样使用更能有效地缓解哮喘发作时的急性症状。

-------------------------------- 资料来源 --------------------------------

[1] 中华医学会儿科学分会呼吸学组,《中华儿科杂志》编辑委员会. 儿童支气管哮喘诊断与防治指南[J]. 中华儿科杂志,2008,46(10):745-753.

咨询问题19 患儿7岁,患哮喘2年,病情经常反复,最近吸了3个月布地奈德粉吸入剂,每天2次,每次1吸,效果不好,医生今天让换布地奈德福莫特罗粉吸入剂,家长认为新开的药较贵,咨询是否可以只用布地奈德粉吸入剂,多吸点?

知识类型 联合用药+吸入激素+长效β_2受体激动剂

知识链接 糖皮质激素吸入剂与长效β_2受体激动剂联合应用具有协同抗炎和平喘作用,可获得相当于或优于加倍糖皮质激素吸入剂量时的疗效,并可增加患儿的依从性,减少较大剂量糖皮质激素的不良反应,尤其适用于中重度哮喘患儿的长期治疗。两药比较如表2:

问题解答 布地奈德为糖皮质激素的单方制剂,布地奈德福莫特罗在糖皮质激素基础上增加了β_2受体激动剂,除了抗炎作用,还有扩张支气管作用,平喘作用增强。布地奈德增加剂量,疗效改善不如改用布地奈德福莫特罗明显,且不良反应可能增加,故吸入布地奈德单方制剂控制不满意的患者,升级治疗时首选糖皮质激素+长效β_2受体激动剂的联合治疗。

------- 资料来源 -------

[1] 中华医学会儿科学分会呼吸学组,《中华儿科杂志》编辑委员会. 儿童支气管哮喘诊断与防治指南[J]. 中华儿科杂志,2008,46(10):745-753.

表2　布地奈德粉吸入剂与布地奈德福莫特罗
吸入剂比较

	布地奈德	布地奈德福莫特罗
临床应用	适用于需使用糖皮质激素维持治疗以控制基础炎症的支气管哮喘患者	适用于吸入糖皮质激素和按需使用短效β_2受体激动剂不能很好控制症状的患者
药理作用	布地奈德具有糖皮质激素的抗炎作用,可减轻哮喘症状,阻缓病情恶化,且相对副作用比全身性用药少。此外,还可以预防儿童哮喘恶化,预防运动诱发的支气管收缩,降低气道高反应性	布地奈德具有糖皮质激素的抗炎作用,可减轻哮喘症状,阻缓病情恶化,且相对副作用比全身性用药少。福莫特罗是选择性β_2受体激动剂,对有可逆性气道阻塞的患者有舒张支气管平滑肌作用。支气管扩张起效迅速,在吸入后1~3分钟内起效。两种药物联用有协同作用,提高抗炎效果

咨询问题20 哮喘患儿的家长咨询,孩子今后生病用药要注意什么,有什么药不能用?

知识类型 联合用药+哮喘

知识链接 哮喘用药的原则是治疗越早开始越好,要坚持长期、持续、规范、个体化治疗。患其他疾病如发热、感冒等时,应就联合用药问题咨询医生或药师。

有很多种药物都可以引起药源性哮喘,包括:①以阿司匹林为代表的非甾体抗炎药:可能的机制是阿司匹林阻断了花生四烯酸生成前列腺素这一代谢途径,使得具有气管收缩作用的前列腺素$F_{2\alpha}$及血栓素生成增多,而具有气道扩张作用的前列腺素E_2生成减少,导致气道痉挛;②β受体拮抗剂:主要指非选择性的β受体拮抗剂,由于引起支气管收缩可导致哮喘发作,如普萘洛尔;③抗菌药物:文献报道过的氨苄西林、利福平、青霉素、头孢哌酮都有引起哮喘的报道,具体机制不明;④麻醉剂:如利多卡因等,具体机制不明;⑤中药制剂:有报道可引起药源性哮喘的中成药制剂有双黄连针剂、复方丹参注射液等,具体机制不明;⑥H_2受体拮抗剂:如西咪替丁、雷尼替丁等都有报道可引起哮喘发作,具体机制不明;⑦其他化学物质:如食品中的人工色素等添加剂、防腐剂、万托林气雾剂中的助推剂等。

问题解答 哮喘治疗是长期的过程,首先哮喘用药不可随意停用。其次,如果在用药期间宝宝生病了需要服药其他药物,建议告知医生宝宝现在用的药物,以免新药和哮喘用药冲突。再次,如果宝宝感冒,哮喘可能会加重,还需要再看呼吸科医生调整哮喘治疗方案。

哮喘治疗时,的确有一些药物不能服用,最典型的是阿司匹林和β受体拮抗剂,它们会诱发或加重哮喘发作,应注意避免。服用其他药物前,先咨询医生或药师是否存在药物相互作用。如果没有相互作用,家长尽可放心让宝宝服用。

-------------------------------- 资料来源 --------------------------------

[1] 中华医学会儿科学分会呼吸学组,《中华儿科杂志》编辑委员会. 儿童支气管哮喘诊断与防治指南[J]. 中华儿科杂志,2008,46（10）:745-753.

[2] 杨瑞红,何权瀛. 药源性哮喘[J]. 药物不良反应杂志,2006,8（1）:45-49.

咨询问题21 哮喘患儿的家长咨询,孩子能吃匹多莫德吗? 具体怎么吃,能吃多久?

知识类型 联合用药+哮喘+匹多莫德

知识链接 匹多莫德既能增强细胞免疫,调节体液免疫,从而促进特异性免疫,也能通过增强吞噬细胞免疫应答,促进非特异性免疫。支气管哮喘是由多种细胞(如嗜酸性粒细胞、肥大细胞、T淋巴细胞、中性粒细胞及气道上皮细胞等)和细胞组分共同参与的气道慢性炎症性疾患,已有诸多研究报道匹多莫德应用于支气管哮喘儿童。有报道认为变应性鼻炎和哮喘儿童使用匹多莫德后,可以明显减少鼻炎和哮喘的发作次数,发作持续时间亦明显缩短。因此,匹多莫德可用于支气管哮喘患儿。对于用量和疗程,目前尚无统一定论,可根据药品说明书推荐用药。

问题解答 匹多莫德具有免疫调节作用,支气管哮喘患儿可以使用。按照药品说明书"用法用量"建议儿童用法用量为:

1)急性期用药:每次0.4g,每日2次(早晚各1次),共2周或遵医嘱;

2)预防用药:每次0.4g,每日1次(早餐前),连续60天或遵医嘱。

-------------------- 资料来源 --------------------

[1] 田新平,曾小峰. 新型合成免疫调节剂——匹多莫德[J]. 中国新药杂志,2005,14(1):111-114.

[2] 中华医学会儿科学分会呼吸学组,中华医学会《中华儿科杂志》编辑委员会. 儿童支

气管哮喘防治常规(试行[J]). 中华儿科杂志,
2004,42(2): 24-30.

[3] Vargas JB, Espinosas S, Bolanos JC, et al. Pidotimod in recurring respiratory infection in children with allergic rhinitis, asthma or both conditions[J]. Rev AlergMer,2002,49(2): 27-32.

咨询问题22 哮喘患儿的家长咨询,孩子感冒了能用感冒治疗药物吗?

知识类型 联合用药+哮喘+感冒药物

知识链接 感冒药的组成及药理作用如下:

1)解热镇痛药:如对乙酰氨基酚、布洛芬、阿司匹林等,有退热、镇痛作用。

2)抗组胺药:如氯苯那敏、苯海拉明,可对抗组胺,减轻微血管扩张和降低毛细血管通透性,缓解流涕、流泪、打喷嚏、咽部发痒等。

3)减充血剂:如伪麻黄碱,使血管收缩,鼻黏膜肿胀萎缩,减轻鼻塞,并增加鼻道的开放。

4)镇咳药:如右美沙芬,抑制延髓中枢的咳嗽反射,提高咳嗽阈值来改善干咳。

5)祛痰药:如氨溴索,通过使痰中的黏多糖蛋白纤维断裂,促进黏痰溶解,显著降低痰黏度,增强支气管黏膜纤毛运动,促进痰液排出。

其中,解热镇痛药尤其是阿司匹林可以诱发哮喘患儿的哮喘剧烈发作,称为阿司匹林哮喘,所以哮喘患儿应避免使用阿司匹林。在使用其他解热镇痛药时,也应谨慎。

问题解答 哮喘患儿感冒后可以应用感冒药,但是不应使用阿司匹林退热,使用含其他解热镇痛药的复方制剂时也应谨慎,宜从小剂量开始。

-------------------- 资料来源 --------------------

[1] 中国呼吸科专家组. 特殊人群普通感冒规范用药的专家共识[J]. 国际呼吸杂志,2015,35(1): 1-5.

[2] Moon JY, Kim SH, Kim TB, et al. Aspirin-intolerant asthma in the Korean population: Prevalence and characteristics based on a questionnaire survey[J]. Respiratory Medicine,2013,107(2): 202-208.

咨询问题23 患儿10岁,哮喘规律治疗多年,但停药即复发,检查发现患儿对尘螨、花粉等过敏,医生建议进行脱敏治疗,家长咨询其他哮喘用药是不是可以停了?

知识类型 脱敏治疗+联合用药

知识链接 变应原特异性免疫治疗(SIT)是对变应原诱导产生症状的患者使用剂量递增的变应原提取物,从而诱导患者出现持续的临床耐受状态。在变应性哮喘方面皮下特异性免疫治疗已证明其临床有效性,包括可以显著减少症状,减轻呼吸道高反应性以及减少药物使用剂量。

与常规的药物治疗相比,SIT的优势在于是最接近病因治疗的一种治疗途径;其临床效应可以持续到结束治疗以后;具有预防从变应性鼻炎发展为哮喘以及对一种变应原过敏发展成对多种变应原过敏的预防作用。但SIT不推荐应用于严重哮喘患者,因为可能出现严重不良反应(如严重的支气管痉挛)。SIT适应对象为5岁以上有过敏史的轻中度过敏性哮喘(稳定期)合并或不合并变应性鼻炎患者,治疗通常需要3~5年,在免疫治疗过程中,应同时进行基本的哮喘控制药物治疗。

问题解答 脱敏治疗通常需要3~5年,在脱敏治疗过程中,应同时进行基本的哮喘控制药物治疗。随着脱敏治疗疗效的显现,医生将酌情调整哮喘用药,其相关药物用量会逐渐减少。

-------------- 资料来源 --------------

[1] 向莉,许巍,姚瑶,等. 儿童哮喘国际共识[J]. 中华实用儿科临床杂志,2014,29(1):67-76.

[2]《中国国家处方集》编委会. 中国国家处方集·儿童版[M]. 第1版. 北京:人民军医出版社,2013.

咨询问题24 哮喘患儿经常合并呼吸道感染,家长咨询能吃提高免疫力的细菌溶解产物吗? 这药怎么吃?

知识类型 合并用药+哮喘+细菌溶解产物

知识链接 细菌溶解产物为免疫刺激剂,在人体有加快T淋巴细胞循环,提高唾液中sIgA的分泌水平,增进多克隆有丝分裂的非特异性反应和增强混合的异源淋巴细胞的反应。可预防呼吸道的反复感染及慢性支气管炎急性发作。该制剂有成人和儿童两种规格,12岁以下儿童应服用儿童规格。

问题解答 合并经常性呼吸道感染的哮喘患儿可以服用细菌溶解产物的儿童规格,每日空腹口服1粒,连用10天之后停20天,如此连续使用3个月为一疗程。

-------------------- 资料来源 --------------------

[1] 细菌溶解产物说明书, 生产企业: 瑞士欧姆制药有限公司, 商品名: 泛福舒, 修改日期: 2010年5月26日.

[2] 陈新谦, 金有豫, 汤光. 新编药物学[M]. 第17版. 北京: 人民卫生出版社, 2011.

咨询问题25 患儿5岁, 因患有哮喘一直在吸入用药, 现扁桃体炎发热40℃, 家长咨询可以用美林吗?

知识类型 联合用药+哮喘+布洛芬

知识链接 布洛芬等非甾体解热镇痛类药物因抑制了环加氧酶, 从而抑制了前列腺素(包括PGE和PGF_2)的生物合成; 由于花生四烯酸合成前列腺素的途径受阻, 在脂加氧酶的作用下生成白三烯, 此物质可引起支气管平滑肌强烈而持久的收缩。非甾体解热镇痛类药物引发哮喘是药物性哮喘的一个重要类型。尽管布洛芬对于大多数哮喘病患儿的治疗可能是安全的, 但在严重哮喘病患儿中发生布洛芬药物过敏的风险较高。

问题解答 部分严重哮喘患儿布洛芬药物过敏的风险升高, 有服用退热药物诱发哮喘、鼻炎或荨麻疹病史者应禁用。患儿用药后应密切观察,有过敏症状须立即就医。

-------------------------------- 资料来源 --------------------------------

[1] 布洛芬混悬滴剂说明书,生产企业:上海强生制药,商品名:美林.

[2]《中国国家处方集》编委会. 中国国家处方集·化学药品与生物制品卷·儿童版. 2013.

[3] 王小京. 应注意儿童布洛芬过敏性哮喘的流行[J]. 国外医学情报,2005,11:35.

咨询问题26 哮喘患儿,近期鼻炎严重,医生开了宝恩、莫米松鼻喷剂和诺舒易,家长咨询,这三种药怎么一块用?

知识类型 联合用药+鼻喷剂

知识链接 三种药/器械的作用如表3:

问题解答 宝恩、莫米松鼻喷剂和诺舒易这三种药联合使用时应首先用生理性海盐水清洗鼻腔,把有害物质洗去;再用糠酸莫米松喷鼻;最后用羟丙基甲基纤维素喷鼻,将鼻黏膜覆盖一层保护膜,与外界细菌等微粒隔离。

表3　生理性海盐水鼻腔清洗器、糠酸莫米松鼻喷剂、
羟丙基甲基纤维素喷鼻器作用比较

商品名	通用名称	作用
宝恩	生理性海盐水鼻腔护理器	海盐水可以清洗鼻腔内灰尘及病菌等有害物质，保持鼻腔清洁；修复鼻腔黏膜，促进术后创面的愈合；可以缓解鼻干、鼻塞、鼻痒、流涕等症状；促进鼻腔排泄，恢复鼻腔免疫功能
内舒拿	糠酸莫米松鼻喷剂	糠酸莫米松是一种局部用糖皮质激素，发挥局部抗炎作用，并不引起全身作用
诺舒易	羟丙基甲基纤维素喷鼻器	属于Ⅲ类医疗器械，粉末进入鼻腔与水汽反应，在鼻腔内壁形成纳米级的黏液样凝胶薄膜，减少过敏原等细微颗粒物及PM2.5等颗粒的吸入量，从而预防并减轻过敏反应引起的各种症状

------------------------------ 资料来源 ------------------------------

[1] 生理性海盐水鼻腔护理器说明书，生产企业：北京宝恩科技有限公司，商品名：宝恩.

[2] 糠酸莫米松鼻喷雾剂说明书，生产企业：

MSD Belgium BVBA/SPRL,商品名:内舒拿,
修改日期:2014年2月10日.

[3] 羟丙基甲基纤维素喷鼻器说明书,生产
企业: Nasaleze Ltd. ,商品名:诺舒易.

四、适应证问题

咨询问题27 患儿诊断为过敏性咳嗽,医生开了治疗哮喘的氟替卡松气雾剂,家长咨询孩子不是哮喘为什么用哮喘药?

知识类型 适应证

知识链接 过敏性咳嗽也称为咳嗽变异性哮喘,它是一种以慢性咳嗽为主要临床表现的慢性非特异性的气道炎症,临床特征是:持续咳嗽大于4周,咳嗽呈阵发性刺激性干咳,或有少量白色泡沫样痰,发作时间通常在夜间或清晨,运动后加重。由于过敏性咳嗽属于哮喘的一种,从病理生理学研究,支气管平滑肌的痉挛和肥大是引起哮喘病的主要病理学改变,此外,气道炎症以及炎症诱发的气道重塑亦是重要的病理学改变。过敏性咳嗽在临床上的治疗与哮喘治疗基本相同,如给予支气管扩张剂、糖皮质激素和白三烯受体调节剂等。

问题解答 过敏性咳嗽也是由慢性气道炎症引起的,是需要使用氟替卡松气雾剂控制炎症的疾病。

-------------------------- ● 资料来源 ● --------------------------

[1] 中华医学会儿科学分会呼吸学组,《中华儿科杂志》编辑委员会. 儿童支气管哮喘诊断与防治指南[J]. 中华儿科杂志,2008,46(10):745-753.

[2] 中华医学会儿科学分会呼吸学组,《中华儿科杂志》编辑委员会. 儿童慢性咳嗽诊断与治疗指南(试行)[J]. 中华儿科杂志,2008,46(2):104-107.

咨询问题28 患儿9岁,患有哮喘,按医生要求用药9个月,控制良好,此次就诊医生建议停药,仅在急性发作时使用沙丁胺醇气雾剂。因为家里有老人一直在使用异丙托溴铵气雾剂,家长咨询是否可以使用异丙托溴铵气雾剂替代?

知识类型 适应证

知识链接 沙丁胺醇主要通过兴奋气道平滑肌和肥大细胞表面的β_2受体,舒张气道平滑肌,减少肥大细胞和嗜碱性粒细胞脱颗粒,阻止炎症介质释放,降低微血管通透性,增加上皮细胞纤毛功能,缓解喘息症状;吸入用沙丁胺醇是缓解哮喘急性症状的首选药物。吸入型抗胆碱能药物,如异丙溴托铵,可阻断节后迷走神经传出支,通过降低迷走神经张力而舒张支气管,其作用比β₂受体激动剂弱,起效也较慢,但长期使用不易产生耐药,不良反应少,可引起口腔干燥与苦味。常与β₂受体激动剂合用,使支气管舒张作用增强并持久。

问题解答 哮喘急性发作时,应使用沙丁胺醇气雾剂,不能用异丙托溴铵气雾剂替代,因为沙丁胺醇止喘作用更强,起效更快。

--------------------- 资料来源 ---------------------

[1] 中华医学会儿科学分会呼吸学组,《中华儿科杂志》编辑委员会. 儿童支气管哮喘诊断与防治指南[J]. 中华儿科杂志,2008,46(10):745-753.

[2] 洪建国,陈强,陈志敏,等. 儿童常见呼吸道疾病雾化吸入治疗专家共识[J]. 中国实用儿科杂志,2012,27(4):265-269.

咨询问题29 患儿使用沙美特罗替卡松粉吸入剂,医生让有急性发作时吸入沙丁胺醇气雾剂,家长咨询为什么不能多吸入1次沙美特罗替卡松吸入剂呢?

知识类型 适应证

知识链接 沙美特罗替卡松粉为沙美特罗和丙酸氟替卡松的复方制剂,含有沙美特罗和丙酸氟替卡松两种成分,其中沙美特罗为长效β₂肾上腺素受体激动剂,具有舒张支气管平滑肌、缓解支气管痉挛的作用;丙酸氟替卡松为吸入型糖皮质激素,可控制气道慢性炎症。文献报道两者通过不同的作用模式在减轻哮喘的加重方面有协同作用。

沙丁胺醇为速效β₂受体激动剂,松弛气道平滑肌作用强,通常在数分钟内起效,疗效可维持时间4~6小时,是哮喘/喘息急性发作的首选药物,也可用于预防运动性哮喘。

问题解答 沙美特罗替卡松粉中的沙美特罗为长效β₂肾上腺素受体激动剂,而沙丁胺醇为速效β₂肾上腺素受体激动剂,可短时间内起效,是哮喘急性发作的首选药物。因此应告知家长在患儿哮喘急性发作时首选沙丁胺醇气雾剂可迅速缓解哮喘症状。但在症状较重的哮喘发作时,应联合吸入激素治疗以更好地控制病情。

-------------------- 资料来源 --------------------

[1] Global strategy for asthma management and prevention[EB/OL]. (2011)[2012-01-10]. www.ginasthma.org.

[2] 中华医学会儿科学会呼吸学组,《中华儿科杂志》编辑委员会. 儿童支气管哮喘诊断

与防治指南[J]. 中华儿科杂志,2008,46(10):745-753.

咨询问题30 哮喘患儿,医生处方了布地奈德粉吸入剂和沙丁胺醇气雾剂,家长咨询哪个需要每日使用,哪个发作的时候才用呢?

知识类型 适应证

知识链接 吸入糖皮质激素是当前治疗哮喘最有效的抗炎措施。已有大量研究证实,可有效缓解哮喘症状,提高生活质量,改善肺功能,减轻气道阻塞,控制气道炎症,降低急性发作次数和病死率。在儿童哮喘的长期治疗方案中,除每日规律使用吸入型糖皮质激素外,根据病情按需使用缓解药物。吸入型速效β_2受体激动剂是目前最有效的缓解药物,是所有年龄儿童急性哮喘的首选治疗药物。

问题解答 布地奈德粉吸入剂为控制类药物,需要每日使用。哮喘急性发作时使用沙丁胺醇气雾剂。

-------------------- 资料来源 --------------------

[1] 洪建国,陈强,陈志敏,等. 儿童常见呼吸道疾病雾化吸入治疗专家共识[J]. 中华实用儿科杂志,2012,27(4):265-269.

[2] 中华医学会儿科学分会呼吸学组,《中华儿科杂志》编辑委员会. 儿童支气管哮喘诊断与防治指南[J]. 中华儿科杂志,2008,46(10):745-753.

五、健康教育问题

咨询问题31 哮喘患儿,过敏原检测发现对尘螨过敏,家长咨询平时需要注意什么?

知识类型 健康教育+环境控制+尘螨过敏

知识链接 尘螨体积很小,只有在显微镜下才能看到,在各种自然条件或人类的生活环境中都可发现它们的踪迹。尘螨是最重要也是最常见的吸入性变应原之一。尘螨难以消灭,但可以进行控制。尘螨控制方法有3个目标:①减少活螨的数量;②降低尘螨变应原的水平;③减少人对前两者的暴露。

问题解答 控制尘螨可从以下几方面作起:

1)降低室内相对湿度,将相对湿度控制在50%以下。

2)使用舒适、透气的、孔径不超过20μm的织物套包装床垫和枕头,减少暴露于尘螨。

3)每周用不低于55℃的热水清洗床单、枕套等1次。

4)尽量将地毯换为地板,窗帘布换为百叶窗,选用木质家具。

5）家中的地毯应真空吸尘至少应每周1次,并经常更换吸尘器的袋。

6）家中的软玩具和小物品可在–20~–17℃冷冻至少24小时后清洗。

-------------- 资料来源 --------------

[1] 尹佳. 北京协和医院变应原制剂应用指南[M]. 北京: 中国协和医科大学出版社,2014.

咨询问题32 哮喘患儿,过敏原检测发现对霉菌过敏,家长咨询平时需要注意什么?

知识类型 健康教育; 环境控制+霉菌过敏

知识链接 霉菌在日常生活中非常普遍。霉菌生长的最适温度是18~32℃,最适相对湿度为65%以上,因此霉菌的分布有一定的季节性和地区性。家中的地面、墙面、地下室、空调滤网、加湿器、未晾晒干的衣物被褥、室内长久搁置的食物水果等都是霉菌容易生长的地方。控制霉菌生长最主要是要控制好室内的温度和湿度。

问题解答 控制霉菌可从以下几方面作起:

1）室内多开窗保持空气流通,必要时可使用除湿器,控制湿度在50%以下。

2）使用有合适滤网的吸尘器。

3）避免地毯、软垫潮湿。

4）衣物完全晾干,定期翻晒被褥,定期用热水清洗窗帘等,发霉物体应清除出去。

5）室内尽量不摆放盆栽植物。

6）垃圾桶应放在室外,并及时清理室内垃圾。

7）对浴室等不易保持干燥的地方可使用60℃的热水进行清洁,抑制霉菌生长。

8）空调应定期清洗,更换滤网;冰箱定期除霜,并保持干燥。

9）患儿应减少在室内游泳池、蒸汽浴室、温室花房、地下室等阴暗或潮湿的地方以及阴雨季节的森林、草原逗留。

-------------------- 资料来源 --------------------

[1] 尹佳. 北京协和医院变应原制剂应用指南[M]. 北京:中国协和医科大学出版社,2014.

咨询问题33 哮喘患儿,过敏原检测发现对花粉过敏,家长咨询平时需要注意什么?

知识类型 健康教育+环境控制+花粉过敏

知识链接 气传花粉是导致过敏性疾病的重要原因,花粉浓度与患者的症状严重程度密切相关,了解致敏花粉的种类和花粉播散时间,选择时段有针对性地进行预防可减轻患者的过敏症状。春节花粉一般集中在3~5月份,夏秋季花粉集中在8~9月份。

问题解答 应根据患儿过敏花粉的种类和花粉播散时间,选择时段有针对性地进行预防,春节花粉一般集中在3~5月份,夏秋季花粉集中在8~9月份。花粉季节预防措施包括:

1)晴天刮风时花粉浓度较高,应尽量减少室外活动。

2)花粉季节尽量避免室外活动,避免到花粉浓度较高的区域,如春天避免到公园等树木花粉较多的地区。

3)花粉季节外出时需佩戴防花粉口罩和封闭式眼镜,阻挡花粉与结膜、鼻黏膜等接触,回到室内后尽可能清洗颜面、眼睛等粘有花粉的部位,睡前要淋浴以去除身体其他部位粘有的花粉。

4)在车内时关上车窗,避免花粉飞入诱发症状;晚间睡觉关好门窗,避免夜间花粉在卧室浓度过高诱发症状。

5)花粉季节勿将衣服晾在室外,以防止花粉附着在衣服上。

------------------------------ 资料来源 ------------------------------

[1] 尹佳. 北京协和医院变应原制剂应用指南[M]. 北京: 中国协和医科大学出版社, 2014.

咨询问题34 哮喘患儿的家长咨询, 孩子的哮喘现在控制得比较好, 今后还能正常运动吗?

知识类型 健康教育+生活指导

知识链接 这个问题不能一概而论。很多哮喘患儿在运动时诱发哮喘, 因而害怕运动而加重哮喘病情, 常年累月避免或很少参加体育运动。事实上, 根据全球哮喘防治创议(GINA)及儿童哮喘防治指南, 哮喘患者仍可以适度参加体育运动, 并且正常的体育活动被认为是哮喘达到最佳控制的目标。经过规范治疗病情控制的哮喘患儿, 完全能和正常孩子一样进行各项运动, 不仅对他们的心肺功能是很好的锻炼, 而且也能增进他们抵御疾病的信心。

病情没有得到控制的哮喘患儿, 剧烈运动有可能成为诱发哮喘的危险因素。哮喘儿童的运动应循序渐进, 注意运动不适, 既往运动诱发哮喘的患儿可在运动前应用哮喘缓解药(如沙丁胺醇气雾剂)。关于运动类型: 哮喘儿童应根据自己所能承受的运动强度选择合适的运动类型和运动量,可以选择游泳、篮球、羽毛球、乒乓球、跳绳、健美操及慢跑等。运动中若出现咳嗽、喘息、胸闷、气促等症状应立即停止运动,必要时吸入沙丁胺醇气雾剂等缓解药,严重哮喘发作应就医。

问题解答 哮喘患儿在病情得到控制的情况下,可根据自己所能承受的运动强度进行适当运动如慢跑、游泳等有氧运动,避免剧烈运动或滑冰等具有寒冷刺激的运动,防止诱发哮喘发生。正式运动前应进行不少于15分钟的热身运动,逐渐增加运动量,避免突然剧烈运动诱发气管痉挛。必要时可在运动前30分钟吸入沙丁胺醇气雾剂1次进行预防。

-------------------- 资料来源 --------------------

[1] 程波利,黄英. 运动在儿童哮喘管理中的作用[M]. 南方医科大学学报,2014,34(1):75-78.

咨询问题35 哮喘患儿的家长咨询,听说儿童哮喘长大了就好了,感觉用药副作用挺大的,现在可以不给孩子用药吗?

知识类型 健康教育+依从性

知识链接 目前认为,哮喘是一种慢性气道炎症反应,需要长期控制治疗,部分年幼儿童的喘息症状存在自然缓解可能性。根据长期随访结果,儿童哮喘的总缓解率可达65%,大多数儿童哮喘无须终身服药。虽然哮喘随年龄增长有缓解趋势,但即使在长期坚持规范治疗的基础上,仍有部分孩子病情不能缓解。哮喘的慢性炎症控制不良可能造成不可逆的气道结构改变,形成不可逆转的气道阻塞,并影响药物治疗效果。何时停药还需根据医生判断。

家长担心药物的不良反应大,通常指的是激素与支气管舒张剂等药物的不良反应。随着用药使患儿病情控制稳定后,会在复查时逐渐减少用药剂量与次数,以达到"用最少的药物、最小的副作用达到最佳控制状态"的目标,最终逐渐停药。需要明确的是:哮喘治疗过程中可能经多种诱因造成症状反复,需要暂时上调治疗级别。如果因为考虑不良反应擅自停药,导致病情反复,由此对身体的损害远远超过药物可能出现的不良反应。所以坚持规范治疗,尽快控制病情,逐渐遵医嘱减停药物,才是控制病情同时避免药物副作用的最佳选择。

问题解答 哮喘是一种慢性炎症反应性疾病,需要长期用药。治疗依从性和治疗控制效果密切相关,放弃治疗期待自行缓解存在很大风险,因此不能擅自停药,应遵医嘱用药并定期复查评估。如果因为考虑不良反应擅自停药,导致病情反复,由此对身体的损害远远超过药物可能出现的不良反应。

-------------------- 资料来源 --------------------

[1] 洪建国. 中国儿童支气管哮喘防治指南修订要点的探讨[M]. 临床儿科杂志,2014,32（2）:101-103.

[2] 龙影姣. 走出哮喘认识误区[M]. 保健医苑,2011,5(5):14-15.

咨询问题36 患儿5岁,患有哮喘,曾哮喘发作严重导致住院,家长咨询,以后若在家里出现喘息发作,应怎么处理?

知识类型 健康教育+急性发作处理

知识链接 支气管哮喘患者常可能出现急性哮喘发作,但每次发作的严重程度不尽相同,轻度支气管哮喘发作可能迅速自行缓解或用药后缓解,而较严重的哮喘发作,则需要及时就医和积极治疗。

哮喘急性发作可危及生命,即使原来是轻度间歇的哮喘或曾获得较为良好控制的哮喘患儿,也有可能发生严重的甚至危及生命的急性发作。哮喘急性发作时必须尽早采取有效治疗措施进行快速缓解治疗。2012年版GINA指出,在治疗哮喘急性发作时,使用支气管舒张剂联合吸入高剂量糖皮质激素,比单用支气管舒张剂能更有效控制急性症状。

较轻度哮喘急性发作时,在吸入速效β₂受体激动剂的基础上联用雾化吸入高剂量布地奈德混悬液(1mg)作为起始治疗,能更快速有效缓解急性期症状,起始治疗后按症状改善情况,可在4小时或6小时后重复给药,直到症状缓解。中重度哮喘急性发作时,相关指南推荐每20~30分钟1次,连用3次吸入速效支气管舒张剂作为第1小时起始治疗。

严重的哮喘发作可持续24小时以上,经过一般治疗不能缓解者称为哮喘持续状态。此时,患者表现为呼吸困难,呼气延长,咳嗽,面部苍白或发绀,心率增快,常在每分钟120次以上。严重者血压下降,大汗淋漓,出现肺气肿,可神志不清而出现昏迷。

问题解答 哮喘发作应根据不同情况采取不同措施。对于轻度哮喘发作,首选吸入速效的β₂受体激动剂(沙丁胺醇气雾剂),同时注意环境安静、通风,避免有烟雾等刺激性气体和过敏原暴露。若出现说话困难,嘴唇和指甲变灰或青紫,心跳或脉搏非常快,或药物作用持续时间短或症状不能缓解应立即就医。

-------------------------------- 资料来源 --------------------------------

[1] Global Initiative for Asthma(GINA). Global strategy for asthma management and prevention. Vancouver(WA): Global Initiative for Asthma(GINA); 2012. [EB/OL][2014-04-02]. http//www.ginasthma.org/local/uploads/files/GINA_Report_March13.pdf.

[2] 中华医学会儿科学会呼吸学组,《中华儿科杂志》编辑委员会. 儿童支气管哮喘诊断与防治指南[M]. 中华儿科杂志,2008,46(10):745-753.

六、用药疗程问题

咨询问题37 哮喘患儿,按医生要求用了3个月药了,效果非常好,症状完全消失了,家长咨询是不是可以停药了?

知识类型 用药疗程

知识链接 支气管哮喘是儿童最常见的慢性呼吸道过敏性疾病之一,且发病率逐年递增。2008年《儿童支气管哮喘诊断与防治指南》指出哮喘控制治疗应越早越好,要坚持长期、持续、规范、个体化治疗原则。治疗包括:①急性发作期:快速缓解症状,如平喘抗炎治疗;②慢性持续期与临床缓解期:防止症状加重和预防复发,如避免触发因素、抗炎、降低气道高反应性、防止气道重塑,并作好自我管理。为了巩固疗效,维持患儿病情长期稳定,提高其生命质量,应加强临床缓解期的处理。因此,哮喘症状消失的患儿应定期复诊并进行评估以确定是否需要继续治疗。

问题解答 哮喘治疗一定不可以随意停药! 哮喘是慢性病,需要长期持续规范的治疗,除急性发作期治疗外,控制类用药的长期治疗更是哮喘管理的重要环节。应遵医嘱进行针对孩子个体情况的控制治疗,并定期随访复查调整治疗方案,这样孩子的哮喘才可能得到好的控制,防止病情加重和预防复发。

-------------------- 资料来源 --------------------

[1] 中华医学会儿科学分会呼吸学组,《中华儿科杂志》编辑委员会. 儿童支气管哮喘诊断与防治指南[M]. 中华儿科杂志,2008,46（10）: 745-753.

咨询问题38 患儿10岁,哮喘规律治疗多年,但停药即复发,检查发现患儿对尘螨、花粉等过敏,医生建议进行脱敏治疗,家长咨询脱敏治疗需要多久?

知识类型 用药疗程+变应原特异性免疫治疗

知识链接 脱敏治疗又称为过敏原特异性免疫治疗。通过对过敏患者反复皮下注射过敏原提取液或者经持续舌下含服过敏原提取液的途径,最终达到降低对过敏原敏感反应的治疗手段。1998年世界卫生组织就指出: 脱敏治疗是可能改变过敏性疾病病情发展的唯一治疗,在疾病过程的早期开始脱敏治疗可能改变其长期病程。免疫治疗仅对IgE介导的吸入性过敏性疾病有效。目前我国儿童变应性鼻炎和哮喘的特异性免疫治疗主要针对的过敏原为尘螨,治疗途径包括皮下注射和舌下含服,临床验证的疗效和安全性良好,通常治疗疗程3~5年。

问题解答 脱敏治疗又称为过敏原特异性免疫治疗。通过对过敏患者反复皮下注射过敏原提取液或者经持续舌下含服过敏原提取液的途径,最终达到降低对过敏原敏感反应的治疗手段。脱敏治疗通常的治疗疗程为3~5年。

-------------------------------- 资料来源 --------------------------------

[1] 向莉,许巍,姚瑶,等.儿童哮喘国际共识[M].中华实用儿科临床杂志,2014,29(1):67-76.

七、用法用量问题

咨询问题39 患儿10月大,婴幼儿喘息,家长咨询能否将孟鲁司特钠颗粒剂与奶制品同服?

知识类型 用法用量+孟鲁司特钠

知识链接 孟鲁司特钠颗粒剂服药方法不同于寻常颗粒剂,因药物制剂特殊,为保证药物治疗的有效性,不可直接冲兑于水中饮用,而应遵循说明书规定服法:可直接服用,与一勺室温或冷的软性食物(如苹果酱)混合服用,或溶解于一茶匙室温或冷的婴儿配方奶粉或母乳服用。在服用时才能打开包装袋。打开包装袋以后应立即服用全部的剂量(15分钟内)。与食物、婴儿配方奶粉或母乳混合后的本品不能再贮存至下次继续服用。本品不应溶解于除婴儿配方奶粉或母乳外的其他液体中服用,但是服药后可以饮水。

问题解答 服用孟鲁司特钠颗粒剂时,可将药溶于少量(一茶匙)室温或冷的婴儿配方奶粉或母乳中服用。在服用时才能打开包装袋。打开包装袋以后应15分钟内服用全部的一次剂量。

-------------------- 资料来源 --------------------

[1] 孟鲁司特钠颗粒说明书,生产企业:杭州默沙东制药有限公司,商品名:顺尔宁,修改日期:2015年1月14日.

咨询问题40 患儿10岁,哮喘规律治疗多年,但停药即复发,检查发现患儿对尘螨、过敏,医生建议进行脱敏治疗,家长咨询屋尘螨变应原制剂(安脱达)皮下注射的用法用量。

知识类型 用法用量+屋尘螨变应原制剂

知识链接 屋尘螨变应原制剂皮下注射用于有屋尘螨致敏史的轻中度过敏性哮喘及(或)变应性鼻炎患者的脱敏治疗。皮下注射的临床疗效在停止特异性免疫治疗后可持续6~12年甚至更长时间。但是5岁以下,儿童SIT的有效性尚未确立。要特别注意可能出现的严重不良反应,包括急性全身过敏反应(过敏性休克)和哮喘严重发作。皮下脱敏治疗主要危险是发生注射后严重致死性变应反应,其发生与患者的致敏状态、变应原剂量及变应原释放速度有关;未控制的哮喘是致死性变应反应最大风险。皮下注射特异性免疫治疗应在每次注射后严密观察至少30分钟,及时处理速发的

局部或全身不良反应,并酌情调整注射剂量的
方案。

　　屋尘螨变应原制剂治疗分两个阶段进行,
即起始治疗阶段和维持治疗阶段。在起始治疗
阶段一般每周注射1次。一般需要15周;起始
阶段达到的最大耐受剂量是维持剂量,建议维
持剂量为100 000SQ-U,达到维持剂量后,隔2周
注射第一针,再隔4周注射第二针,最后隔4~8
周注射第三、四针······而后在3~5年中每4~8周
注射1次。每次注射前医生需要重新评估病情
控制情况及禁忌证筛查,维持剂量起始阶段分
四种浓度(100、1000、10 000、100 000SQ-U/ml),
维持阶段浓度为100 000SQ-U/ml。一般注射方
案见表4:

表4　屋尘螨变应原制剂注射方案

起始治疗阶段			
时间	注射量 (ml)	疫苗浓度 (SQ-U/ml)	剂量 (SQ-U)
第1周	0.2	100	20
第2周	0.4	100	40
第3周	0.8	100	80
第4周	0.2	1000	200
第5周	0.4	1000	400
第6周	0.8	1000	800

续表

起始治疗阶段			
时间	注射量 （ml）	疫苗浓度 （SQ-U/ml）	剂量 （SQ-U）
第7周	0.2	10 000	2000
第8周	0.4	10 000	4000
第9周	0.8	10 000	8000
第10周	0.1	100 000	10 000
第11周	0.2	100 000	20 000
第12周	0.4	100 000	40 000
第13周	0.6	100 000	60 000
第14周	0.8	100 000	80 000
第15周	1.0	100 000	100 000
维持治疗阶段	1.0	100 000	100 000

【问题解答】 屋尘螨变应原制剂（安脱达）皮下注射脱敏治疗应在医院进行,必须在医生指导下或由医生进行,而且注射后严密观察至少30分钟。

-------------------- 资料来源 --------------------

[1] 王静,向莉. 变应原特异性免疫治疗在儿童过敏性疾病中的研究进展[J]. 中国哮喘杂志,2012,6(5): 366-372.

[2] 屋尘螨变应原制剂说明书,生产企业:ALK Abello A/S,商品名:安脱达,修改日期:2014年2月10日.

咨询问题41 患儿7岁,哮喘规律治疗多年,但停药即复发,检查发现患儿对尘螨、过敏,医生建议进行脱敏治疗,家长咨询粉尘螨滴剂如何使用?

知识类型 用法用量+舌下含服脱敏治疗

知识链接 脱敏治疗又称为过敏原特异性免疫治疗。通过对过敏患者反复皮下注射过敏原提取液或者经持续舌下含服过敏原提取液的途径,最终达到降低对过敏原敏感反应的治疗手段。脱敏治疗是可能改变过敏性疾病病情发展的唯一治疗,在疾病过程的早期开始脱敏治疗可能改变其长期病程。免疫治疗仅对IgE介导的吸入性过敏性疾病有效。目前我国儿童变应性鼻炎和哮喘的特异性免疫治疗主要针对的过敏原为尘螨,治疗途径包括皮下注射和舌下含服,临床验证的疗效和安全性良好,通常治疗疗程3~5年,适应对象为变应性鼻炎和轻、中度尘螨过敏性哮喘。在免疫治疗过程中,主张同时进行基本的控制药物治疗。

脱敏治疗要特别注意可能出现的严重不良反应,包括急性全身变应反应反应(过敏性休克)

和哮喘严重发作。舌下含服脱敏治疗不良反应多表现为轻微的局部反应,主要引起的不良反应包括口腔瘙痒和肿胀、喉部瘙痒及轻度消化道反应,大多数不良反应发生于治疗起始阶段。一般应在过敏症状轻微时开始治疗。

粉尘螨滴剂用法为滴于舌下,含1分钟后吞服。每日1次,一般在每天的同一时间服药,最好是早餐前用药。若用药后偶然出现疲劳症状,可将用药时间改为晚上。分递增剂量和维持剂量。粉尘螨滴剂1号(蛋白浓度1μg/ml,2ml)、2号(蛋白浓度10μg/ml,2ml)、3号(蛋白浓度100μg/ml,2ml),用于初始治疗阶段;维持剂量为粉尘螨滴剂4号(蛋白浓度333μg/ml,2ml),用于维持治疗阶段。

问题解答 初始治疗阶段(递增剂量):用法用量如表5。

维持治疗阶段(维持剂量):粉尘螨滴剂4号(蛋白浓度333μg/ml,)第四周起,每日1次,每次3滴。用药期间需严密监测不良反应,坚持使用哮喘控制治疗,定期复查。

-------------------------------- 资料来源 --------------------------------

[1] 王静,向莉. 变应原特异性免疫治疗在儿童过敏性疾病中的研究进展[J]. 中国哮喘杂志,2012,6(5):366-372.

[2] 粉尘螨滴剂说明书,生产企业:浙江我武生物科技股份有限公司,商品名:畅迪,修改日期:2011年5月4日.

表5 尘螨滴剂用法用量

尘螨滴剂1号		尘螨滴剂2号		尘螨滴剂3号	
第一周	用量	第二周	用量	第三周	用量
第一天	1滴	第一天	1滴	第一天	1滴
第二天	2滴	第二天	2滴	第二天	2滴
第三天	3滴	第三天	3滴	第三天	3滴
第四天	4滴	第四天	4滴	第四天	4滴
第五天	6滴	第五天	6滴	第五天	6滴
第六天	8滴	第六天	8滴	第六天	8滴
第七天	10滴	第七天	10滴	第七天	10滴

八、其他问题

咨询问题42 患儿7岁,患有哮喘,医生开了布地奈德粉吸入剂,家长觉得布地奈德粉吸入剂比较贵,咨询能换为茶碱片吗?

知识类型 药物比较

知识链接 2003年起,我国《儿童支气管哮喘防治常规》和《儿童支气管哮喘诊断与防治指南》把吸入疗法作为防治哮喘的首选疗法。在国外,临床研究已相继证实吸入性糖皮质激素(ICS)具有良好的疗效、安全性和依从性。茶碱类药物有支气管扩张作用及轻度抗感染作用,可作为ICS的附加用药,但其治疗窗窄,且有严重的不良反应,需要监测其血药浓度。因此,其不适合作为长期控制用药,建议作为二线治疗药物的最后选择。而吸入ICS的不良反应很少。个别患儿使用不当可出现口腔真菌感染,通过吸药后漱口或暂时停药(1~2天)和局部抗真菌治疗即可缓解。其他还有声音嘶哑等,但停药后可自行消失。

问题解答 哮喘的治疗方案首选吸入激素治疗,临床研究已相继证实糖皮质激素吸入疗法具有良好的疗效、安全性和依从性,而茶

碱的不良反应较大,并且需要检测血药浓度,
防止药物中毒,所以不建议更换为茶碱片。

--------------------------------- 资料来源 ---------------------------------

[1] 向莉,许巍,姚瑶,等. 儿童哮喘国际共
识[J]. 中华实用儿科临床杂志,2014,29(1):
67-76.

[2] 申昆玲,邓力,李云珠,等. 糖皮质激素雾
化吸入疗法在儿科应用的专家共识(2014年修
订版)[J]. 临床儿科杂志,2014,32(6):504-511.

咨询问题43 患儿7岁,哮喘发作频繁,
几乎每周都会发作1次,家长咨询普米克都保
一直在吸,没效果,怎么办?

知识类型 分级治疗

知识链接 哮喘长期治疗方案分为5级,
从第2级到第5级的治疗方案中都有不同的哮
喘控制药物可供选择。对以往未经规范治疗的
初诊哮喘患儿根据病情严重程度分级,选择第
2级、第3级或第4级治疗方案。在各级治疗中,
每1~3个月审核1次治疗方案,根据病情控制情
况适当调整治疗方案。如哮喘控制,并维持至
少3个月,治疗方案可考虑降级,直至确定维持
哮喘控制的最小剂量。如部分控制,可考虑升
级治疗以达到控制。但升级治疗之前首先要检

查患儿吸药技术、遵循用药方案的情况、变应原回避和其他触发因素等情况。如未控制,升级或越级治疗直至达到控制。具体分级治疗方案如图1:

问题解答 首先应检查患儿吸药技术、遵循用药方案的情况。如果以上都没有问题建议其就诊呼吸专科或过敏反应科医生,医生会进行综合评估后考虑是否需要调整治疗方案。

-------------------------------- 资料来源 --------------------------------

[1] 中华医学会儿科学分会呼吸学组,《中华儿科杂志》编辑委员会. 儿童支气管哮喘诊断与防治指南[J]. 中华儿科杂志,2008,46(10):745-753.

咨询问题44 哮喘患儿,哮喘重度发作,医生开了甲泼尼龙点滴,家长担心副作用大,咨询能加大吸入激素量不点滴激素吗?

知识类型 急性发作处理+全身激素

知识链接 全身应用糖皮质激素是治疗儿童重症哮喘发作的一线药物,早期使用可以减轻疾病的严重度。重度哮喘发作时,吸入治疗不能有效缓解症状者应及时加用全身激素控制炎症反应,以避免病情进一步加重,降低住院率和呼吸衰竭的风险。指南建议,重症患儿可

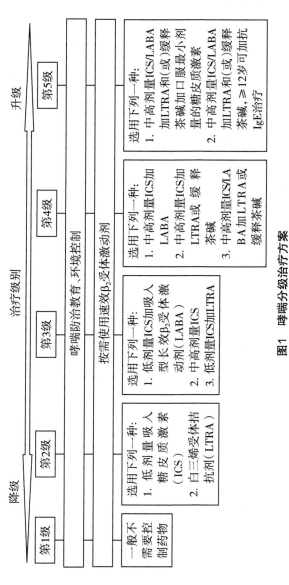

图1 哮喘分级治疗方案

静脉注射琥珀酸氢化可的松5~10mg/（kg·d），或甲泼尼龙1~2mg/（kg·d），每4~8小时使用1次，静脉滴注激素一般短期应用，2~5天内停药，然后改成继续吸入治疗。

大剂量ICS对儿童哮喘发作的治疗有一定帮助，但病情严重时不能以吸入治疗替代全身糖皮质激素治疗，以免延误病情。

问题解答 综合上述背景知识，告知患儿家长即使增大吸入激素剂量，也属于局部用药，不能达到静脉给药的全身抗炎作用。病情得到控制后，全身使用的激素会在短时间减停，不会产生明显副作用。

-------------------- 资料来源 --------------------

[1] 中华医学会儿科学分会呼吸学组，《中华儿科杂志》编辑委员会. 儿童支气管哮喘诊断与防治指南[J]. 中华儿科杂志，2008，46（10）：745-753.

咨询问题45 患儿6岁，患有哮喘，医生开了布地奈德粉吸入剂，家长觉得吸药方法孩子怎么也学不会，咨询怎么办？

知识类型 装置选择

知识链接 哮喘的治疗除了药物种类的选择，合理使用并选择优化的吸入装置是十分重要的。吸入装置可分为3类: 压力定量气雾剂(pMDI)、干粉吸入器(DPI)及雾化吸入装置。呼吸驱动pMDIs有不同的特征。各种吸入装置都有一定的吸入技术要求,应根据患者的年龄选择不同的吸入装置,训练指导患儿正确掌握吸入技术,以确保临床疗效。吸入装置的具体使用要点见表6:

表6　吸入装置的使用要点

吸入装置	适用年龄	吸入方法	注意点
压力定量气雾剂(pMDI)	>7岁	缓慢地深吸气(30L/min),随后屏气	吸激素后必须漱口
pMDI加储雾罐	各年龄	同上,需重复吸药多次	同上,避免塑料储雾罐静电的影响,<4岁者加面罩
干粉吸入剂	>5岁	快速深吸气(理想流速为60L/min)	吸激素后必须漱口
雾化器	各年龄	缓慢潮气量呼吸伴间隙深吸气	选择合适的面罩;如用氧气驱动,流量≥6L/min;普通超声雾化器不适用于哮喘治疗

问题解答 患儿已经6岁,原则来讲应该可以直接使用都保装置,如果患儿确实操作有困难,可以调整为气雾剂加储雾罐吸入,或改为空气压缩泵雾化治疗。具体治疗方案调整可咨询医师。

---------------------------- 资料来源 ----------------------------

[1] 中华医学会儿科学分会呼吸学组,《中华儿科杂志》编辑委员会. 儿童支气管哮喘诊断与防治指南[J]. 中华儿科杂志,2008,10(46):745-753.